BEI GRIN MACHT SICH IHR WISSEN BEZAHLT

- Wir veröffentlichen Ihre Hausarbeit,
  Bachelor- und Masterarbeit

- Ihr eigenes eBook und Buch -
  weltweit in allen wichtigen Shops

- Verdienen Sie an jedem Verkauf

Jetzt bei www.GRIN.com hochladen
und kostenlos publizieren

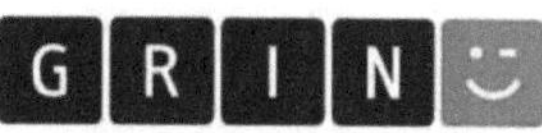

Digitale Kompetenz als Schlüsselkompetenz zur politischen Urteils- und Handlungskompetenz

Bibliografische Information der Deutschen Nationalbibliothek:

Die Deutsche Nationalbibliothek verzeichnet diese Publikation in der Deutschen Nationalbibliografie; detaillierte bibliografische Daten sind im Internet über http://dnb.d-nb.de abrufbar.

ISBN: 9783963569531
Dieses Buch ist auch als E-Book erhältlich.

Druck und Bindung: Books on Demand GmbH, Norderstedt Germany
Gedruckt auf säurefreiem Papier aus verantwortungsvollen Quellen

Das vorliegende Werk wurde sorgfältig erarbeitet. Dennoch übernehmen Autoren und Verlag für die Richtigkeit von Angaben, Hinweisen, Links und Ratschlägen sowie eventuelle Druckfehler keine Haftung.

Das Buch bei GRIN: https://www.grin.com/document/1452651

Hamburger Fern-Hochschule

Studiengang Berufspädagogik
für Gesundheits- und Sozialberufe (B.A.)

Studienzentrum: Stuttgart

Thema:

Digitale Kompetenzen als

Schlüsselkompetenz zur politischen Urteils- und Handlungskompetenz

–

Unterrichtskonzept zur digitale Kompetenzvermittlung in der
generalistischen Pflegeausbildung

Modul Fachdidaktik Sozialkunde (FAS)

Frühjahrssemester

02.08.2022

Inhaltsverzeichnis

Glossar

Algorithmus

„…eine definierte Prozedur, die es einem Computer ermöglicht, ein Problem zu lösen…eine Folge eindeutiger Anweisungen handelt… eine Reihe von Schritten, die definieren, wie ein Problem zu lösen ist..." (Kranz, 2018)

Big Data

„Mit "Big Data" werden große Mengen an Daten bezeichnet, die u.a. aus Bereichen wie Internet und Mobilfunk, Finanzindustrie, Energiewirtschaft, Gesundheitswesen und Verkehr und aus Quellen wie intelligenten Agenten, sozialen Medien, Kredit- und Kundenkarten, Smart-Metering-Systemen, Assistenzgeräten, Überwachungskameras sowie Flug- und Fahrzeugen stammen und die mit speziellen Lösungen gespeichert, verarbeitet und ausgewertet werden." (Prof. Dr. Bendel, 2018)

Crawler

„…Crawler sind Computerprogramme, die automatisch das World Wide Web durchsuchen, analysieren und gegebenenfalls nach bestimmten Kriterien sortieren." (Gründerszene Lexikon, 2019)

Pay- per- Click

„… ist eine Abrechnungsmethode, die im Online Marketing bei der Budgetierung von Kampagnen gebräuchlich ist. Sie bezahlen den Anbieter, zum Beispiel Google oder Facebook, für jeden Klick auf eine Anzeige, die zu Ihrer Online-Präsenz führt. Im Prinzip kaufen Sie also Besuche auf Ihrer Website." (Koisser, 2021)

Crowdsourcing

„Der Begriff Crowdsourcing setzt sich…zusammen aus den Wörtern Outsourcing und Crowd, was so viel bedeutet wie „Menschenmenge"…meint…die Auslagerung von Aufgaben an eine Crowd, die aus einem Kollektiv von Menschen besteht." (Gründerszene Lexikon, 2019)

Digital Native	„Als Digital Native ist eine Person einer bestimmten Generation zu verstehen, die mit digitalen Technologien vertraut ist, weil sie im digitalen Zeitalter aufgewachsen ist." (Gründerszene Lexikon, 2019)
Hashtag	„Ein Hashtag ist ein Schlagwort, das mittels des Rautenzeichens als potentieller Suchbegriff markiert wird." (Gründerszene Lexikon, 2019)
Echokammer	Eine Echokammer bezeichnet einen metaphorischen Raum, in dem bestimmte Aussagen verstärkt und anders lautende Meinungen als Störgeräusche geschluckt werden (Sunstein, 2001).
Echtzeitsuche	„Als Echtzeitsuche bezeichnet man das Durchsuchen dieser Communities, da sie schneller auf aktuelle Ereignisse reagieren und demzufolge auch aktuellere Informationen zu einer Suchanfrage liefern können als eine rein statische Informationsseite, die nur einmal im Jahr aktualisiert wird." (Gründerszene Lexikon, 2019)
Filterblase	Ein Phänomen, bei dem ein Algorithmus entscheidet, welche Webseiten innerhalb sozialer Netzwerke einer Person anzeigt werden. Dieser Algorithmus berechnet, für welche Themen sich diese Person interessieren könnte. So sieht eine Person nur bestimmte, Texte, Webseiten und Inhalte zu einem bestimmten Thema. Die jeweilige Person befindet sich somit wie in einer Informationsblase (Bundeszentrale für Politische Bildung, 2022).
Fragmentierung	„[…] bezeichnet die Zersplitterung der Gesellschaft in kleinere Untereinheiten, die nicht länger ein gemeinsames Ganzes bilden, hervorgerufen durch individualisierten Medienkonsum." (Stark, 2013)
Generation Z	Generation mit den Geburtsjahrgängen von 1995 – 2010 (Meyer, 2020)
Negative Campaign	frei übersetzt Schmutzkübelkampagne, „Kampagne […], die mit unlauteren, unfairen Mitteln geführt wird." (Duden, 2022)

Netiquette	„…regelt das Verhalten in Computernetzwerken bzw. im Internet. Sie ist…der "Knigge" für das Kommunizieren, Interagieren, den Umgang miteinander in Communities, in Diskussionsforen, in Chats und im E-Mail-Verkehr und zielt auf ein verantwortungsvolles Verhalten im virtuellen Raum insgesamt." (Prof. Dr. Bendel, 2018)
Polarisierung	„[…] beschreibt die ideologische Spaltung einer Gesellschaft in verschiedene, unversöhnliche Meinungslager." (Stark, 2013)
Shitstorm	„…ist ein Sturm der Entrüstung im virtuellen Raum, in sozialen Medien, in Blogosphären sowie in Kommentarbereichen von Onlinezeitungen und -zeitschriften. Er richtet sich gegen Personen oder Organisationen und kann die Grenze zum Cybermobbing überschreiten. Ebenso kann er in manchen Fällen ein Umdenken und Einlenken nach sich ziehen." (Prof. Dr. Bendel, 2018)
Social Bots	„Social Bots sind…Softwareroboter bzw. -agenten, die in sozialen Medien (Social Media) vorkommen. Sie liken und retweeten, und sie texten und kommentieren, können also natürlichsprachliche Fähigkeiten haben. Sie können auch als Chatbots fungieren und damit mit Benutzern synchron kommunizieren." (Prof. Dr. Bendel, 2018)
Social Media	„Soziale Medien (Social Media) dienen der – häufig profilbasierten – Vernetzung von Benutzern und deren Kommunikation und Kooperation über das Internet." (Prof. Dr. Bendel, 2018)

Abbildungs- / Tabellenverzeichnis

2.   Einleitung

Soziale Netzwerke, Blogs und Messangerdienste umgeben uns allgegenwärtig. Digitale Medien werden selbstverständlich, privat als auch öffentlich zur Informationssammlung und zum Meinungsaustausch genutzt. Eine unvorstellbare Menge an Informationen können in kürzester Zeit zielgerichtet abgerufen oder adressiert werden. Konträre Ansichten und Meinungen treffen in Diskussionsforen aufeinander oder Gleichgesinnte finden und versammeln sich, in ihren Meinungen sich gegenseitig bestärkend. So formieren sich beispielsweise Anhänger einer Ansicht, Perspektive oder Theorien, mit dem Ergebnis, dass die Konsequenzen online und offline spürbar werden und beim kritischen Beobachter eine ambivalente Haltung verursachen können. Mit Blick auf die in der generalistischen Pflegeausbildung dominierenden Altersgruppe der Generation Z, welche als digital Native bezeichnet wird zeichnet sich der Bedarf an Orientierung und Kompetenzzuwachs im Rahmen des berufstheoretischen Unterrichts ab. Nicht nur für diese Altersgruppe gibt es einen in Statistiken begründeten Bedarf an orientierungsgebender Unterstützung. Den Absolventen der allgemeinbildenden Schulen wird Kants Aufruf zum Mut, sich seines eigenen Verstandes zu bedienen bereits bekannt sein. Die Begriffsdefinition des Verstandes, als die „Fähigkeit zu verstehen, Begriffe zu bilden, Schlüsse zu ziehen, zu urteilen, zu denken." (Duden, 2022) verweist auf Schlüsselbegriffe guter Allgemeinbildung die sich als Bildung zur Handlungsfähigkeit des Einzelnen versteht und somit als politisch relevant zu bewerten ist (Gonon, 2013). „Gute Allgemeinbildung kann sich hier bewähren, als Bildung der Handlungsfähigkeit des Subjekts." (Hubacher & Waldis, 2021) und Kerchensteiners Ansatz folgend ist Allgemeinbildung Bestandteil der Berufspädagogik. Mit Blick auf die hier fokussierte Digitalisierung verfasst die Kultusministerkonferenz 2012 den Beschluss: „Ob neue Medien [...] zu mehr Demokratie und zu mehr gesellschaftlicher Freiheit führen oder aber das eine wie das andere auch einschränken und bedrohen können, hängt wesentlich von ihrem kompetenten Gebrauch ab. Mangelnde Medienkompetenz beschränkt die Möglichkeiten des Einzelnen zur politischen Mitwirkung und kulturellen Partizipation" (KMK, 2012). So möchte die folgende Arbeit die Frage beantworten: Wie kann eine Unterrichtseinheit im Rahmen der generalistischen Pflegeausbildung gestaltet werden, die digitale Kompetenzen als Schlüsselkompetenz für politische Urteils- und dem folgend Handlungskompetenz fördert und den Anspruch erhebt direkt an der Lebenswelt der Auszubildenden, insbesondere der Generation Z zu sein. Dies mit Blick auf das Ziel eine stabile Entwicklung und den perspektivischen Ausbau politischer Mündigkeit jener jungen

Auszubildender zu unterstützen. Neben der politischen Bildung bedarf es im Rahmen der Digitalisierung im Pflegesektor selbst digitaler Handlungskompetenz. Zunächst begründen statistische Daten die thematischen Perspektive auf die digitalen Medien. Anhand exemplarischer digital-medialer Phänomene werden sowohl positive als auch negative Effekte dieser auf die politische Mündigkeit der Auszubildenden erarbeitet und mit deren Lebenswirklichkeit verknüpft. Der hierfür entworfene Unterricht, verfolgt das Ziel, dass junge Auszubildende die Möglichkeit erhalten die notwendige digitaler Medienkompetenz, Urteilskompetenz und folglich Handlungskompetenz zu erlangen, um ihnen im Sinne ihrer politischen Mündigkeit kritisch-reflektiertes Handeln im Zusammenhang mit virtueller Kommunikation und Internet sowie digitalen und sozialen Medien zu ermöglichen.

3. Lebenswelten der Auszubildenden

Politik hat für junge Menschen in Deutschland auch losgelöst von Thematiken wie Klimaschutz eine hohe Bedeutung. 78% der Generation Z ist es wichtig über politische Themen informiert zu sein und für 64% ist die Diskussion über politische Themen von großer Bedeutung. Mehr noch legen 80% der Generationsangehörigen großen Wert darauf, Politik mitzugestalten (Vodafon Stiftung Deutschland, 2020). Aus einer von zahlreichen Untersuchungen geht hervor, dass 91% der Angehörige der Generation Z soziale Medien mehrfach wöchentlich und somit im Vergleich zu anderen Generationen am häufigsten nutzen (Statista, 2020). Demgegenüber steht, dass durchschnittlich nur 24% der Deutschen die Informationen aus digitalen Medien und sozialen Netzwerken überprüft (Statistische Amt der Europäischen Union, 2021). 51% der 14 – 24-Jährigen gaben bereits 2018 an mindesten einmal die Woche in den sozialen Medien auf Falschnachrichten zu stoßen und 17% sogar täglich damit konfrontiert zu sein (Vodafone Stiftung Deutschland, 2018). Suchmaschinen bilden für die meisten Menschen und insbesondere für die junge Generation den wichtigsten Zugangsweg zu online erhältlichen Informationen. Sie ermöglichen das zeitökonomische Navigieren durch eine unendliche Fülle an Onlineinformationen. Es dient der schnellen Identifikation, Selektion und Nutzung der Informationen, die den Interessen und Präferenzen der Nutzerinnen und Nutzer entsprechen (Bauer & Deinzer, 2021).

4. Theoretischer Hintergrund

Den endlosen Möglichkeiten der Digitalisierung und der digitalen Medien stehen die ebenso zahlreichen Herausforderungen und Risiken gegenüber. Um den Bürgerinnen und Bürgern ein Werkzeug an die Hand zu geben, mit Hilfe dessen sie mit der Digitalisierung in all ihren Erscheinungsformen besser umgehen zu können, hat die Europäische Kommission 2017 den Europäischen Referenzrahmen zu digitalen Kompetenzen von Bürgerinnen und Bürgern - DigComp 2.1 nach Überarbeitung des 2013 publizierten DigComp 1.0 veröffentlicht. (Carretero, Vuorikari, & Punie, 2017) Die erst Version beinhaltete 21 Einzelkompetenzen, die jeweils einem von 5 Kompetenzbereiche zugeordnet werden konnten. Die Kompetenzbereiche und Einzelkompetenzen wurden in der überarbeiteten Version DigCom 2.1 um einen Kompetenzbereich und drei Einzelkompetenzen ergänzt. (Abb. 1)

Anmerkung der Redaktion: Abbildung musste aus urheberrechtlichen Gründen leider entfernt werden.

Abb. 1 Digitale Kompetenzen nach dem Europäischen Referenzrahmen DigComp 2.1 (enterra, 2019)

Der Aufbau von digitalen Kompetenzen erfolgten hierbei entlang von definierten Kompetenzlevels, beginnend mit 1 den Basiskompetenzen bis hin zu Level 8 der höchsten Expertenkompetenz. (Carretero, Vuorikari, & Punie, 2017) Die Unterrichtskonzeption begründet sich politikdidaktisch auf dem GPJE Modell in seinen drei Kompetenzbereichen der politischen Urteilsfähigkeit, der politischen Handlungsfähigkeit und der methodischen Fähigkeiten (Detjen, et al., 2004). Die im Folgenden dargestellte Unterrichtseinheit setzt hierbei den Schwerpunkt auf die Handlungskompetenz mit der entsprechenden Analyse- und Reflexionskompetenz mit dem Ziel, die politische Bildung und Mündigkeit zu unterstützen.

5.   Analyse- und Reflexionskompetenz am Beispiel von Filterblasen, Algorithmen und Fake News

Um in der Fülle an Informationen und Kanälen noch kompetent handeln zu können bedarf es u.a. des Wissens um die Funktionsweisen von Algorithmen, den Einfluss von Phänomenen wie Filterblasen und das Bewusstsein beispielsweise für die Verbreitung von Fake News (Oberle, 2017). Das Phänomen Filterblasen soll hier neben Fake News und dem Begriff Algorithmus exemplarisch herausgestellt werden. 55% der Deutschen „[Stimmen] der Aussage zu, dass die durchschnittliche Person in ihrem Land im Internet in einer eigenen Blase lebt und sich überwiegend mit Leuten wie sich selbst vernetzt und nach Meinungen sucht, die er oder sie teilt […]." (Statista, 2022) Die Selbstreflexion der Deutschen ist hingegen eine andere. 22% der Befragten „[Stimmen] der Aussage zu, dass sie selbst im Internet in ihrer eigenen Blase leben, sich überwiegend mit Leuten wie sich selbst vernetzen und nach Meinungen suchen, die sie teilen." (Statista, 2022) Einerseits zeigen Untersuchungen, dass es Filterblasen in Reinform nur sehr selten gibt, und diese mit steigender Durchlässigkeit an Bedeutung verlieren. Darüber hinaus wird dieses Modell auch als zu einfach gedachtes Konzept kritisiert und welches dem mutmaßlichen Einfluss auf die hier zugrunde gelegte politische Mündigkeit nicht gerecht werde (Eisenegger, Blum, Ettinger, & Prinzing, 2019). Hingegen andere Wissenschaftler identifizieren auf Grundlage empirischer Studien Risiken für die Fähigkeit zum kritischen und konstruktiven Diskurs und vertreten die Ansicht, algorithmisch gesteuerte Informationsquellen, erhöhten die Gefahr, dass sich Menschen in eine separierte Welt zurückziehen in denen nur gelenkte Informationen zu Themen vorherrschen, die Sie interessieren und ihre bestehende Meinung bestärken ohne alternative Informationsimpulse zuzulassen. Sie kreieren eine Umgebung der Zustimmung, in der sie sich wohl fühlen. Ein über den Tellerrand blicken bzw. alternative Informationen heranzuziehen wird erschwert oder sogar unterbunden (Binder & Tenroth). Zusammengefasst stehen sich Risiken der Fragmentierung, Polarisierung, bis hin zur Radikalisierung des öffentlichen Diskurses gegenüber der Grundhaltung, derartige Phänomene seien überwertet (Eisenegger, Blum, Ettinger, & Prinzing, 2019). Befürworter des hohen Einflusses von Filterblasen, identifizieren diese als überwiegend passives durch algorithmische Filter beeinflussendes Phänomen. (Zoglauer, 2021). Das Wissen und Verständnis für Filterblasen setzen jedoch Kenntnisse zu Algorithmen voraus. Diese sind jedoch einer Untersuchung der Bertelsmann Stiftung zu folge in Deutschland unterentwickelt. 10% der Deutschen formulieren sehr genau zu wissen, wie Algorithmen funktionieren und 31% haben eine ungefähre Vorstellung von dem Begriff. Hingegen 56% wissen kaum etwas über Algorithmen und 72% gaben an, sie haben vom Begriff Algorithmus gehört. Diese Unkenntnis könnte erklären, weshalb 80% der Befragten formulierten, dass weder sie selbst noch jemand den Sie kennen eine Benachteiligung durch automatisierte Entscheidungen empfinden (Overdiek & Dr. Petersen, 2022). Fake News betreffend, stimmen lediglich 29% der Deutschen „[…] der Aussage zu, dass der Durchschnittsbürger echte Nachrichten von Fake News unterscheiden kann […]." (Statista, 2022)

6.   Überblick Unterrichtskonzept

Der dargestellt Unterricht hat zum Ziel digitale Handlungskompetenz zu fördern. Mit Hilfe der digitalen Einzelkompetenzen soll die politische Urteilsfähigkeit, die politischen Handlungsfähigkeit und die methodischen Fähigkeiten gefördert und ausgebaut werden. Zum Einstieg bringen die Auszubildenden ihre bisherigen persönlichen Erfahrungen ein und definieren aufkommende und zentrale Begriffe. Hier wird der Bezug zur Lebenswelt der Auszubildenden hergestellt. In der zweiten Unterrichtsphase nehmen die Auszubildenden Stellung zu beispielhaften positiven und negativen Statements zum Thema Social Media, digitale Kommunikation und Politik. Nach Diskussion und Austausch untereinander formulieren sie innerhalb der jeweiligen Kleingruppen im Konsens ein Statement und argumentieren jenes vor dem Plenum. Die darauffolgende Phase hat zum Ziel, das die Auszubildenden exemplarisch am Phänomen der Filterblase und Falschmeldungen, sich des auf sie ausgeübten Einflusses bzw. des Einflusspotenzials bewusst zu werden. Die Auszubildenden erhalten hierdurch Orientierung und Impulse zur Entwicklung eigener Strategien für einen konstruktiven Einsatz von Social Media im politischen Kontext. Die letzte Unterrichtssequenz dient dem Überblick über die vielfältigen und komplexen Verästelungen des Themas Social Media und Politik. Hierzu werden Vorschläge zur Arbeit mit Mind Maps und Concept Maps unterbreitet. Nach der kritischen Reflexion negativer Aspekt der Verstrickung von Social Media und Politik werden Positivbeispiele diskutiert.

6.1 Lernziele / Kompetenzen

Das übergeordnete Lernziel, die politische Mündigkeit, Urteils- und demzufolge Handlungskompetenz wurden bereits mehrfach benannt. Die für diese Arbeit zugrunde gelegten Lerneinheit dient als ein Baustein zur Erlangung jenes übergeordneten Zieles. Genauer formuliert hat die Unterrichtseinheit das Ziel, dass sich Auszubildenden am Beispiel von Filterblasen und Fake News, in Auseinandersetzung mit positiver und negativer digitaler Einflussnahme gehen. Darüber hinaus bringen sie die Lerninhalte in Verbindung zu ihrer persönlichen Lebenswelt und reflektieren anhand des Beispiels der Filterblasen für sich selbst möglichen Handlungsbedarf.

6.2 Curricular Einordnung

In der generalistischen Pflegeausbildung ist Politik thematisch auf Gesundheitspolitik begrenzt und Methodenkompetenz erfährt Bedeutung in der Anwendung digitaler Hard- und Software. Dennoch ist curricular ausreichend Spielraum, um themenübergreifend die hier dargestellte Unterrichtseinheit exemplarisch bzw. induktiv aufzuarbeiten. Verortet wird die Thematik im Rahmen der Lerneinheit Medienbildung und digitale Medien bzw. in der Lerneinheit Gesundheitspolitik. Hier kann am Beispiel der Covidpandemie der thematische Exkurs erfolgen.

6.2.1 Einstiegsphase

Zu Beginn bringen die Auszubildenden ihre Vorerfahrungen zum Thema, das Internet als Informationsquelle, der Einfluss von Social Media auf die Politik und politische Meinungsbildung sowie die politische Partizipation ein. Neben einer Standortbestimmung und Einschätzung der Lerngruppe durch die Lehrperson wird hierdurch die thematische Anknüpfung an die Lebenswelt der Auszubildenden ermöglicht. Themenrelevante Schlagworte werden während der Erfahrungswiedergabe durch die Lehrperson gesammelt, ggf. mit fehlenden zentralen Begriffen ergänzt und visuell auf Metaplankarten dargestellt.

6.2.2 Erarbeitungsphase

Begriffsdefinitionen

Die gesammelten Begriffe und Metaplankarten zur Dokumentation werden durch die Lehrperson an die Auszubildenden mit dem Auftrag ausgegeben, anhand selbstgewählter haptischer oder digitaler, valider Quelle die Begriffe für alle zu definieren und auf jeweils einer Metaplankarte zu dokumentieren. Die notwendige Recherchekompetenz wird hier vorausgesetzt und entspricht dem

Ausbildungsstand zum Zeitpunkt der Lerneinheit. Je nach Anzahl der Begriffe können auch mehrere Auszubildende den gleichen Begriff erhalten und sich anschließend in der Ergebnispräsentation an der Metaplanwand im Plenum ergänzen. In der folgenden Abbildung sei eine Auswahl relevanter zu definierender Begriffe dargestellt.

Algorithmus	Big Data	Crawler
Pay- per- Click	Crowdsourcing	Digital Native
Echokammer	Echtzeitsuche	**Fake News**
Filterblase	Fragmentierung	Hashtag
Netiquette	Polarisierung	Shitstorm
Social Bots	Social Media	*Situative Ergänzungen*

Tab. 1 Themen- und unterrichtsrelevante Begriffe. eigene Darstellung

Auseinandersetzung mit Statements in Kleingruppen

Die Auszubildenden finde sich zu Kleingruppen von 3 – 5 Teilnehmern zusammen. Jede Kleingruppe wird einer Metaplanwand, mit vorbereiteten positiven und negativen Statements (siehe Anhang, Tab. 4) zugeordnet. Die Auszubildenden erhalten den Auftrag, in ihrer jeweiligen Kleingruppe die auf ihrer Metaplanwand formulierten Statements, zu diskutieren und anschließend ein Statement im Konsens der Kleingruppe zu formulieren. Dieses formulierte Statement befestigen die Kleingruppen jeweils mittig an ihrer Metaplanwand und formulieren diese gegenüber dem Plenum. Um nicht Gefahr zu laufen den Hintergrund der politischen Meinungsbildung, Mündigkeit und Partizipation in den gruppeninternen Diskussionen zu verlieren werden die Statements vorab durch die Lehrperson ausgewählt und an den Metaplanwänden platziert. Die Phänomene Filterblasen und Fake News werden exemplarisch durch einen Teil der Statements als Diskussionsimpuls in die Kleingruppen hineingegeben. Ziel ist neben dem Austausch von Positionen, die Auseinandersetzung der Auszubildenden mit der Frage, wie am Beispiel von Filterblasen und Fake News sie selbst in ihrer politischen Mündigkeit beeinflusst werden können. Im Sinne des Beutelsbacher Konsens werden die Auszubildenden sowohl an die positive als auch an die negativen Effekte von Phänomenen des Internets und die Verstrickung von Social Media auf die Politik herangeführt.

Algorithmen

Den Lernenden wird ein Film (siehe Anhang, Abb. 3) präsentiert, der ihnen die Möglichkeit gibt zu erkennen, wie häufig Algorithmen in ihrem Alltag präsent sind. Im Film wird eine Person ihres Alters in ihrem Alltag begleitet und aufgezeigt wie Programme und technische Geräte Algorithmen nutzen. Die Lernenden erhalten den Auftrag sich in Einzelarbeit während der Filmwiedergabe zu notieren, welche Geräte und Programme sie erkennen und welchem Zweck diese dienen. Ihre Ergebnisse halten sie in einer Tabelle fest. Sie erkennen dadurch am Beispiel von algorithmischen Mustern und Strukturen grundlegende digitale Prinzipien und Funktionsweisen. Die Ergebnisse werden anschließend im Plenum zusammengetragen und ggf. ergänzt. Ziel der exemplarischen Thematik ist, dass die Lernenden algorithmische Strukturen im alltäglichen Kontext erkennen, nachvollziehen und reflektieren. Abschließend wir den Auszubildenden ein zusammenfassendes Video gezeigt, welches Algorithmen sowie die thematische Verschränkung zwischen digitaler Welt und Politik aufzeigt. (Abb. 4)

Filterblasen – Entstehung, Fallbeispiel, Selbstwahrnehmung

Nach der bereits zu Beginn der Erarbeitungsphase erfolgten Begriffsdefinition für Filterblasen erarbeiten die Auszubildenden darauf aufbauend anhand einer vorgegebenen Quelle den dargestellten Inhalten zum Begriff Filterblasen und reflektieren unter Moderation der Lehrperson die gewonnenen Informationen am Beispiel der 58. Präsidentschaftswahl 2016. Die Auszubildenden stellen anschließend die gewonnenen Informationen in den Kontext zu ihrer Lebenswelt und überprüfen den Einfluss von Filterblasen auf sie selbst, schätzen ihren persönlichen Handlungsbedarf ein und leiten, sofern notwendig für sich Maßnahmen ab. Es wird zunächst die Frage in den Raum gestellt ob die Auszubildenden sich den Einflüssen von Filterblasen ausgesetzt sehen. Um sichtbar zu machen welche Kriterien hierfür relevant sind wird ein Selbsttest (siehe Anhang, Abb. 5) herangezogen. Ziel ist, dass die Auszubildenden sich über Auswirkungen auf ihre Meinung und somit ihrer politischen Meinungsbildung und Mündigkeit bewusstwerden und Möglichkeiten zur Verminderung dieses Einflusses erörtern. Zur Reflexion der Ergebnisse werden anschließend Fragen (Tab. 2) gestellt.

1. **Wie entstehen Filterblasen?**
2. **Welche Auswirkungen haben Filterblasen?**
3. **Wie selektiert Google?**

4. Wie selektiert Facebook?
5. Filterblasen - nutzerfreundlich oder einschränkend?
6. Welche Vorteile haben Algorithmen und Filterblasen?
7. Hätte sich der einzelne US-Bürger vor einer Desinformation bezüglich der 58. Präsidentschaftswahl 2016 schützen können und wenn ja wie?

Tab. 2 Fragenkatalog Themenbearbeitung Filterblase: eigene Darstellung in Anlehnung an (Landesmedienzentrum Baden-Württemberg, 2022)

Hat sie das Ergebnis überrascht?
Möchten Sie am Ergebnis etwas ändern?
Wie viele der aufgeführten 10 Punkte würden Sie umsetzen wollen?
Wenn Sie Punkte aus den 10 vorgeschlagenen umsetzen möchten, welche davon nehmen Sie in Angriff?

Tab. 3 Reflexionsfragen Selbsttest Filterblasen: (eigene Darstellung)

Fake News – Checkliste

Folgende Meldung aus den digitalen Medien wird zur Diskussion im Plenum in den Unterricht gegeben. „Ein Planspiel im Jahr 2021 mit Bill Gates Stiftung soll der Beweis sein, dass eine Pandemie durch das Affenpockenvirus geplant sei." (Nowotny, 2022) Anschließend werden die Auszubildenden gebeten in Form eines digitalen anonymisierten Feedbacktools rückzumelden, ob sie der Meldung zustimmen bzw. als glaubwürdig einschätzen oder dieser nicht zustimmen und als Falschmeldung einzuschätzen. Darüber hinaus sollen die Lernenden für sich selbst eine Prognose der Ergebnisse formulieren. Die anonymisierten Ergebnisse werden dem Plenum präsentiert. Die Lehrperson gleicht die tatsächlichen mit den erwarteten Ergebnissen der Lernenden in mündlicher Form ab. Darauf aufbauend werden die Auszubildenden auf eine mögliche Quelle zur Überprüfung von Informationen verwiesen, mit der Aufgabenstellung dort die Meldung zu prüfen und den hierzu verfassten Text (Abb. 6) zu lesen. Anschließend erhalten die Lernenden die Aufgabe anhand selbst gewählter valider Quellen eine Checkliste zur Überprüfung von Meldungen zu erstellen. Die Sozialform wird hier den Lernenden freigestellt. Nach Ablauf der Bearbeitungszeit werden die Ergebnisse im Plenum ausgetauscht, wobei die Quelle jeweils zu benennen ist und die Lernenden ergänzen und / oder korrigieren ihre Ergebnisse eigenständig. Ein mögliches Beispiel wäre die in Abb. 2 dargestellte Checkliste.

Anmerkung der Redaktion: Abbildung musste aus urheberrechtlichen Gründen leider entfernt werden.

Abb. 2 Checkliste Überprüfung auf Fake News (bpb, 2022)

6.3   Ergebnissicherungsphase

Zur Ergebnissicherung bietet sich ein Mind Map an Für die Form eines Mind Maps spricht, dass erlernte Begriffe und thematische Aspekt miteinander in Verbindung gebracht werden und Einflussnahmen grafisch dargestellt werden können. Hierbei unterstützt die Lehrperson die Lernenden auch positive Effekte und Aspekte in die Mind Map zu integrieren. Dies setzt voraus, dass bereits während der Einstiegs- und Erarbeitungsphase die Lehrperson in ihrer gesamten Moderation darauf achtet die positiven Effekte zu stützen, sofern diese seitens der Lernenden unterrepräsentiert sind.

7.   Fazit

Die thematische Auseinandersetzung stellt deutlich heraus, dass digitale und Social Media in der heutigen Zeit vielschichtig, komplex mit Politik verknüpft sind. Die Vielzahl an Fachliteratur und kontroversen wissenschaftlichen Diskussionen unterstreicht die thematische Bedeutung ebenso wie jene alltägliche Narrative, nicht zuletzt im Zusammenhang mit Präsidentschaftswahlen, der Covidpandemie, dem Krieg in der Ukraine oder den weltweiten Klimabewegungen. Das grob dargestellten Unterrichtskonzept ist als Handlungsempfehlung bzw. exemplarisch für die thematische Herangehensweise zu betrachten. Der Schwerpunkt hierbei lag in der Unterstützung der Urteils- und Analysekompetenz der Auszubildenden, vor dem Hintergrund der digitalen Transformation und im Sinne des digitalen Kompetenzrahmens der europäischen Kommission. Das Unterrichtskonzept selbst fand bisher im Tätigkeitsfeld des Autors noch keine Anwendung, daher wäre es perspektivisch äußerst interessant, inwieweit die hier aufgestellten Überlegungen zu den aufgeführten Zielen führen, welche Kenntnisse und Kompetenzen bei den Auszubildenden der Generation Digital Natives bereits vorhanden sind und in welchem Maße sich die soziale und kulturell heterogene Zusammensetzung der Ausbildungskurse auf den Unterricht und die Lernziele auswirken. Digitale (Medien)Kompetenz als Aspekt politischer Urteils- und Handlungskompetenz ist im Kontext diese Arbeit als Baustein zur Erlangung des übergeordneten Bildungsziels der politischen Mündigkeit zu verstehen und erhebt nicht den Anspruch der politikdidaktischen Vollständigkeit, da dies den Rahmen dieser Arbeit übersteigen würde. Im Rahmen der Berufsausbildung zur Pflegefachfrau bzw. Pflegefachmann wäre es im Vergleich zu aktuellen curricularen Inhalten jedoch ein enormer Fortschritt diese oder vergleichbare Lerninhalte und -einheiten aufzunehmen, um im Sinne der kritisch-konstruktiven Didaktik die Bildungsziele, Selbstbestimmung, Mitbestimmung und Solidarität vor dem Hintergrund der Politik und die Entwicklung der Auszubildenden zu politisch mündigen Bürgern zu fördern und zu unterstützen. Wie im zweiten Abschnitt der Arbeit aufgezeigt, bringen die Auszubildenden der Generation Z ein großes Interesse an politischer Mitwirkung mit. Nicht zuletzt war dies trotz aller Ambivalenz an den Friday for Futur Bewegungen zu erkennen. Sowohl allgemeinbildende als auch berufsbildende Akteure stehen gesellschaftlich und politisch in der Verantwortung dieses Potenzial und die Energie im Sinne der Demokratie wirksam werden zu lassen.

8. Literaturverzeichnis

Baacke, D. (1997). *Medienpädagogik*. Berlin: De Gruyter.

Bauer, M. C., & Deinzer, L. (Hrsg.). (2021). *Zwischen Wahn und Wahrheit - Wie Verschwörungstheorien und Fake News die Gesellschaft spalten*. Berlin: Springer.

bpb. (2022). Abgerufen am 21. 6 2022 von https://www.bpb.de: https://www.bpb.de/themen/medien-journalismus/stopfakenews/

Bundeszentrale für Politische Bildung. (10. 2 2022). *bpb*. Abgerufen am 1. 8 2022 von https://www.bpb.de/kurz-knapp/lexika/lexikon-in-einfacher-sprache/303050/filterblase/

Carretero, S., Vuorikari, R., & Punie, Y. (2017). *Dig Comp 2.1: The Digital Competence Framework for Citizens with eight proficiency levels and examples of use*. Luxembourg: Publications Office of the European Union.

Demokratiezentrum Wien. (2022). Abgerufen am 27. 6 2022 von www.demokratiezentrum.org: https://www.demokratiezentrum.org/bildung/angebote/lernmodule/digitale-medienkompetenz-social-media-und-politik/einfuehrung-stellung-beziehen/

Detjen, J., Kuhn, H.-W., Massing, P., Richter, D., Sander, W., & Weißeno, G. (2004). *GPJE - Anforderungen an Nationale Bildungsstandards für den Fachunterricht in der Politischen Bildung an Schulen*. Frankfurt am Main: WOCHENSCHAU Verlag.

Duden. (2022). Abgerufen am 20. 6 2021 von www.duden.de: https://www.duden.de/rechtschreibung/Schmutzkuebelkampagne

enterra. (2019). *DigComp - Europäischer Referenzrahmen für digitale Kompetenzen*. Abgerufen am 26. 7 2022 von www.digcomp.enterra.de: https://digcomp.enterra.de/europaeischer-referenzrahmen-digcomp.html

filterbubble. (2021). Abgerufen am 27. 6 2022 von www.filterbubble.lu: https://www.filterbubble.lu/de/

Gründerszene Lexikon. (01. 01 2019). Abgerufen am 16. 06 2022 von www.businessinsider.de: https://www.businessinsider.de/gruenderszene/lexikon/begriffe

Hubacher, M. S., & Waldis, M. (Hrsg.). (2021). *Politische Bildung für die digitale Öffentlichkeit - Ungang mit politische Information und Kommunikation in digitalen Räumen*. Wiesbaden: Springer.

Jungherr, A. (31. 1 2020). Wir müssen uns von der passiven Bürgerrolle verabschieden. (B. F. Transformatione, Interviewer) Von https://www.bidt.digital/interview-meinungsmacht/ abgerufen

Koisser, L. (28. 06 2021). *HubSpot*. Abgerufen am 16. 06 2022 von www.blog.hubspot.de: https://blog.hubspot.de/marketing/ppc-definition-erklaerung-anleitung#:~:text=PPC%20(Pay%20per%20Click)%20ist,also%20Besuche%20auf%20Ihrer%20Website.

Kranz, J.-D. (30. 06 2018). *IT - Talents*. Abgerufen am 04. 06 2022 von www.it-talents.de: https://it-talents.de/it-wissen/algorithmen-in-der-informatik/#:~:text=Was%20ist%20ein%20Algorithmus%3F,eine%20Folge%20eindeutiger%20Anweisungen%20handelt.

Landesmedienzentrum Baden-Württemberg. (2022). Abgerufen am 21. 06 2022 von https://www.lmz-bw.de: https://www.lmz-bw.de/medien-und-bildung/jugendmedienschutz/fake-news/filterblasen-wenn-man-nur-das-gezeigt-bekommt-was-man-eh-schon-kennt/#/medien-und-bildung/jugendmedienschutz/fake-news/filterblasen-wenn-man-nur-das-gezeigt-bekommt-was-man-eh-schon-ken

Manzel, S. (9. 10 2017). *bpb*. Von www.bpb.de:
https://www.bpb.de/shop/buecher/schriftenreihe/medienkompetenz-
schriftenreihe/257617/medienkompetenz-als-eine-schluesselkompetenz-fuer-
politische-urteils-und-handlungsfaehigkeit/ abgerufen

Massing, P. (6. 11 2012). *bpb*. Abgerufen am 17. 6 2022 von www.bpb.de:
https://www.bpb.de/shop/zeitschriften/apuz/148216/die-vier-dimensionen-der-
politikkompetenz/

MDR. (20. 8 2019). Abgerufen am 27. 6 2022 von www.mdr.de:
https://www.mdr.de/wissen/medien-und-demokratie-100.html

Meyer, K. (2020). *Persönlichkeit und Selbststeuerung der Generation Z.* Wiesbaden:
Springer.

Mimikama. (2022). Abgerufen am 26. 6 2022 von www.mimikama.at:
https://www.mimikama.at/das-affenpocken-planspiel/

Nowotny, R. (13. 6 2022). *mimikama*. Abgerufen am 21. 6 2022 von
https://www.mimikama.at: https://www.mimikama.at/das-affenpocken-planspiel/

Oberle, M. (9. 10 2017). *Medienkompetenz als Herauforderung für die politische Bildung.*
Abgerufen am 19. 6 2022 von bpb:
https://www.bpb.de/shop/buecher/schriftenreihe/medienkompetenz-
schriftenreihe/257615/medienkompetenz-als-herausforderung-fuer-die-politische-
bildung/

Planet-Schule. (2022). Abgerufen am 26. 6 2022 von www.planet-schule.de:
https://www.planet-schule.de/sf/php/sendungen.php?sendung=11000

Prof. Dr. Bendel, P. (2018). *Wirtschaftslexikon Gabler*. Abgerufen am 20. Juli 2022 von
https://wirtschaftslexikon.gabler.de

Stark, B. (2013). Fragmentierung Revisited : eine theoretische und methodische
Evaluation im Internetzeitalter. In W. Seufert, *Langfristiger Wandel von
Medienstrukturen : Theorie, Methoden, Befunde* (S. 199-218). Baden-Baden:
Nomos Verlagsgesellschaft.

Statista. (2020). *Gen Z, Millannials und Generation X - Ein Überblick*. Abgerufen am 1. 8
2022 von www.statista.com:
https://de.statista.com/statistik/studie/id/78414/dokument/gen-z-millennials-und-
generation-x-ein-ueberblick/

Statistische Amt der Europäischen Union. (16. 12 2021). *People who verified information
found on online news sites or social media in previous 3 months,2021.* (Eurostat,
Herausgeber) Abgerufen am 1. 8 2022 von
https://ec.europa.eu/eurostat/databrowser/view/ISOC_SK_EDIC_I21__custom_1
797425/bookmark/table?lang=en&bookmarkId=af225c9a-b2d9-4930-8218-
d05c6456e491

Sunstein, C. R. (2001). *Echo Chambers: Bush V. Gore, Impeachment, and Beyond.*
Princeton, NJ: Princeton University Press.

Vodafon Stiftung Deutschland. (2020). *Jugend will bewegen - Politische Beteiligung
junger Menschen in Deutschland.* (Vodafon Stiftung Deutschland, Hrsg.)
Düsseldorf. Abgerufen am 1. 8 2022 von https://www.vodafone-stiftung.de/wp-
content/uploads/2020/06/Vodafone-Stiftung-Deutschland_Studie_Jugend-will-
bewegen.pdf

Vodafone Stiftung Deutschland. (2018). *Engagiert aber allein - Wie sich junge Menschen
durch die Online-Welt navigieren und welche Unterstützung sie dafür suchen.*
(Vodafone Stiftung Deutschland, Hrsg.) Düsseldorf. Abgerufen am 1. 8 2022 von
https://www.vodafone-stiftung.de/wp-
content/uploads/2019/04/Vodafone_Stiftung_Engagiert_aber_allein_18_01.pdf

YouTube. (23. 7 2019). Abgerufen am 26. 6 2022 von www.youtube.com:
https://www.youtube.com/watch?v=fx6H-G26ZDs&t=169s

9. Anhangsverzeichnis

10.   Anhang

Beispiel vorformulierte Statements	
1.	„Soziale Netzwerke sind in Wahrheit asoziale Netzwerke, weil sie Verhöhnung, Hetze, Falschmeldungen und Gewaltaufrufen eine große Plattform bieten, ohne dass die Betreiber dagegen vorgehen – ja, im Gegenteil, während die Betreiber durch sprudelnde Werbeeinahmen sogar noch davon profitieren." (Demokratiezentrum Wien, 2022)
2.	Den Einfluss digitaler Medien auf meine politische Mündigkeit beeinflusse ich selbst.
3.	„Eine Gefahr könnten Filterblasen darstellen. Da die Auswahl der dargestellten Informationen auf dem individuellen Nutzerverhalten und den Präferenzen basiert, wird man nicht mit kontroversen Perspektiven konfrontiert." (MDR, 2019)
4.	„Soziale Netzwerke ermöglichen Jugendlichen, aktiv ihre Anliegen in die Politik einzubringen, und sind deshalb ein gutes Mittel gegen Politikverdrossenheit." (Demokratiezentrum Wien, 2022)
5.	„Digitale Medien sind weder eine Gefahr noch eine Chance. Es ist der Umgang mit ihnen, der sie dazu macht. Noch vor zehn, fünfzehn Jahren sah sich die Politik mit dem Vorwurf konfrontiert, das politische System sei abgehoben, zu technokratisch, der Einzelne habe kaum Einfluss. Mit den digitalen Medien sind die politischen Alternativen nun auf einmal da." (Jungherr, 2020)
6.	„Heutzutage kann sich – dem Internet sei Dank – jeder und jede Gehör verschaffen (z. B. auf YouTube, in Facebook oder in Leserkommentarforen) und sich per Mausklick seriöse und unabhängige Informationen zu so gut wie jedem Thema aneignen (z.B. auf Wikipedia, via Facebook oder auf Online-Zeitungsportalen)." (Demokratiezentrum Wien, 2022)
7.	„Politiker*innen benutzen das Internet doch nur, um es für ihre eigenen Zwecke zu instrumentalisieren und Wähler*innen zu mobilisieren oder den politischen Gegner zu diffamieren, wie die Dirty Campaigning-Skandale der vergangenen Wahlkämpfe gezeigt haben." (Demokratiezentrum Wien, 2022)
8.	„Das Internet strotzt nur so vor Falschinformationen und Fake News – eigentlich kann man Online-Inhalten gar nicht mehr trauen, weil man nie

		weiß, ob sie einer seriösen Quelle entstammen." (Demokratiezentrum Wien, 2022)
9.		„Wer sich lange in sozialen Netzwerken aufhält, läuft Gefahr, sich in eine Filterblase zu begeben, wo einseitig immer nur die eigene Ansicht auf die Dinge vertreten und alles andere ausgeblendet wird." (Demokratiezentrum Wien, 2022)
10.		„Ich glaube, dass die Wirkung von Filterblasen überschätzt wird – schließlich ist doch heutzutage jede/r mit jedem befreundet, ungeachtet der politischen Ausrichtung. Selbst die politischen Parteien weisen doch direkte oder indirekte Verknüpfungen untereinander auf." (Demokratiezentrum Wien, 2022)

Tab. 4 Unterrichtsmaterial – Statements: eigene Darstellung

Anmerkung der Redaktion: Abbildung musste aus urheberrechtlichen Gründen leider entfernt werden.

Abb. 3 Unterrichtsmaterial - Algorithmen im Alltag, Auszug (Planet-Schule, 2022)

Anmerkung der Redaktion: Abbildung musste aus urheberrechtlichen Gründen leider entfernt werden.

Abb. 4 Unterrichtsmaterial – Algorithmen erklärt, Auszug (YouTube, 2019)

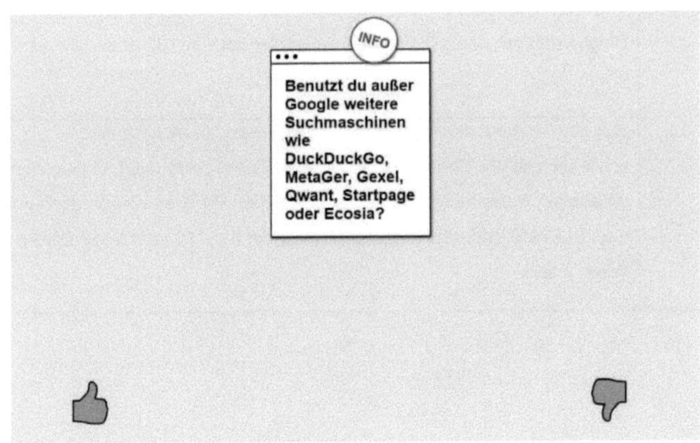

Abb. 5 Unterrichtsmaterial - Selbsttest Filterblase, Auszug (filterbubble, 2021)

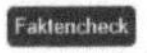

Faktencheck

Das Affenpocken-Planspiel: Wenn ein Zufall zu einer Verschwörung umgedeutet wird

Ein tatsächlich stattgefundenes Planspiel mit den Affenpocken-Viren als Erreger soll der Beweis sein, dass eine neue Pandemie geplant sei – doch außer dem Namen des Virus und dem ungefähren Zeitpunkt stimmt nichts überein.

Ralf Nowotny, 13. Juni 2022

Die Behauptung	**Unser Fazit**
Ein Planspiel im Jahr 2021 soll der Beweis sein, dass eine Pandemie durch das Affenpockenvirus geplant sei.	Dieses Planspiel gab es wirklich, doch außer dem ungefähren Zeitpunkt und dem Virus hat das Planspiel mit der aktuellen Situation nichts gemeinsam. Solche Planspiele werden sehr oft durchgeführt, trotzdem gibt es keine Welle von Pandemien.

Abb. 6 Unterrichtsmaterial - Fake News aus der Spur, Auszug (Mimikama, 2022)

BEI GRIN MACHT SICH IHR WISSEN BEZAHLT

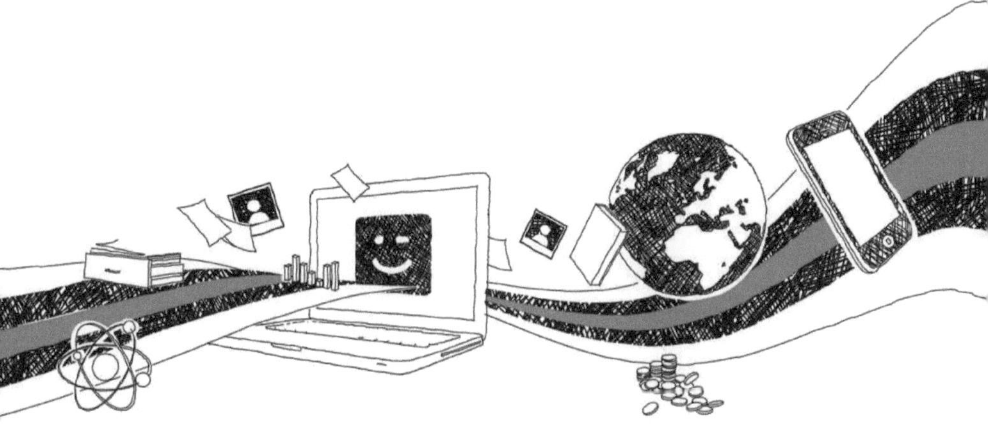

- Wir veröffentlichen Ihre Hausarbeit,
  Bachelor- und Masterarbeit

- Ihr eigenes eBook und Buch -
  weltweit in allen wichtigen Shops

- Verdienen Sie an jedem Verkauf

Jetzt bei www.GRIN.com hochladen
und kostenlos publizieren

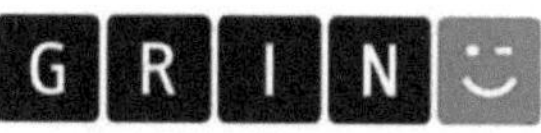